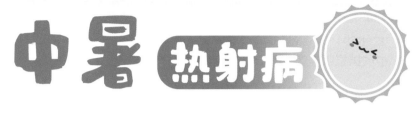

中暑热射病防治手册

主　编：宁波　周墅

副主编：韩玉明　刘　莉

编　委：谷利群　王兆丰　李　愿
　　　　应　淞　尹　军　陶卫宇　高　赛

设　计：中科数通

科学技术文献出版社
SCIENTIFIC AND TECHNICAL DOCUMENTATION PRESS

·北京·

图书在版编目（CIP）数据

中暑—热射病防治手册 / 宁波，周墅主编. -- 北京 ： 科学技术文献出版社， 2024. 12. -- ISBN 978-7-5235-2177-9

Ⅰ. R594.1-62

中国国家版本馆 CIP 数据核字第 20241Y3J56 号

中暑—热射病防治手册

策划编辑：胡　丹　　责任编辑：胡　丹　　责任校对：王瑞瑞　　责任出版：张志平

出　版　者	科学技术文献出版社
地　　　址	北京市复兴路15号　邮编 100038
编　务　部	(010) 58882938, 58882087（传真）
发　行　部	(010) 58882868, 58882870（传真）
邮　购　部	(010) 58882873
官 方 网 址	www.stdp.com.cn
发　行　者	科学技术文献出版社发行　全国各地新华书店经销
印　刷　者	北京地大彩印有限公司
版　　　次	2024 年 12 月第 1 版　2024 年 12 月第 1 次印刷
开　　　本	787×1092　1/24
字　　　数	40千
印　　　张	3.5
书　　　号	ISBN 978-7-5235-2177-9
定　　　价	38.00元

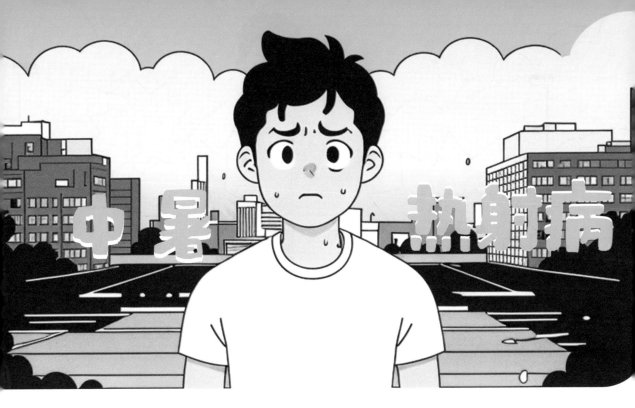

中暑-热射病

中暑是一种发生在高温高湿环境下的疾病，
即人体在高温和热辐射长时间作用下，
出现水电解质丢失过多、汗腺功能衰竭及体温调节障碍，
造成热平衡紊乱而发生的一种急症。
热射病是最严重的中暑。

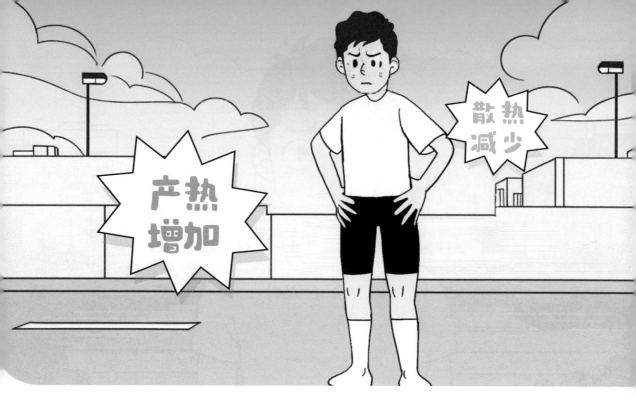

产热大于散热

当产热大于散热时，体内热蓄积，核心温度升高，
汗液丢失过多，可导致中暑。

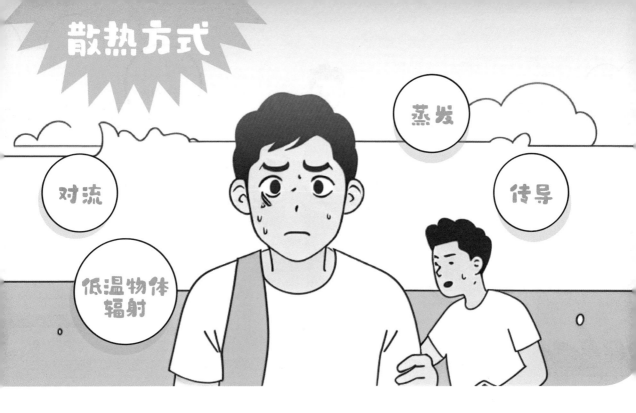

四种散热方式

人体的散热方式取决于环境状况，传导、辐射、
对流需要皮肤与环境存在温度差，
当环境温度接近或者超过皮肤温度时，蒸发是唯一的散热途径。
高温高湿环境下，
当四种散热方式都受到影响时极易发生中暑。

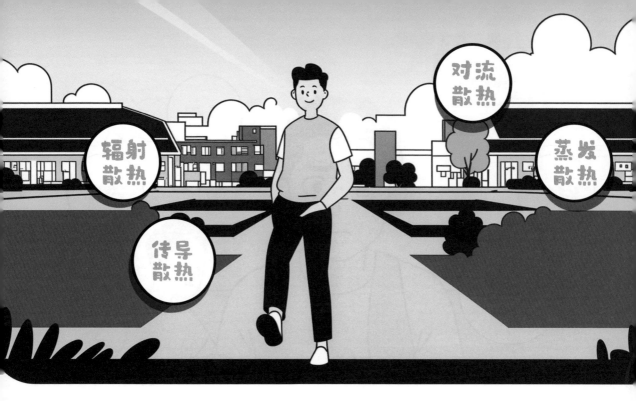

四种散热方式

机体通过四种方式散热，

核心温度变化＝机体产热－（传导散热＋辐射散热＋对流散热＋蒸发散热），

当机体产热与散热平衡时，

体温可维持在安全、稳定范围。

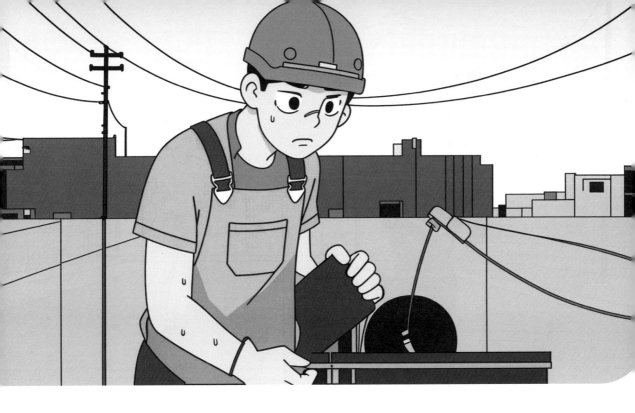

中暑的环境因素

中暑的环境因素包括高温高湿环境，
同时还考虑穿着不透气服装（微环境为高温高湿状态）。

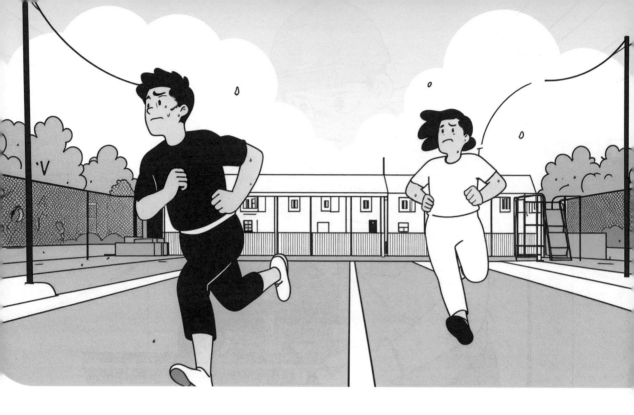

中暑的个人因素

中暑除环境因素外，
还与运动强度及持续时间有关。

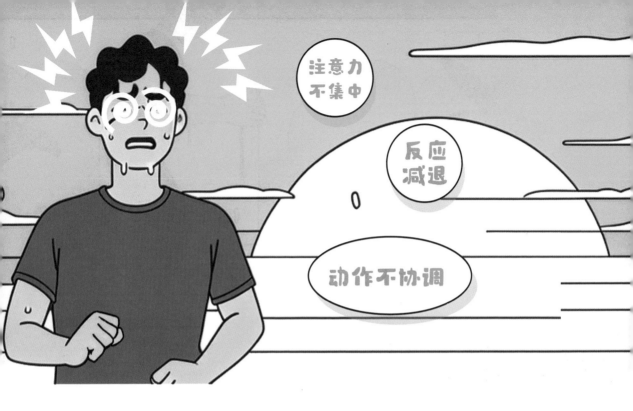

中暑症状一

头晕、头痛，
反应减退、注意力不集中、动作不协调。

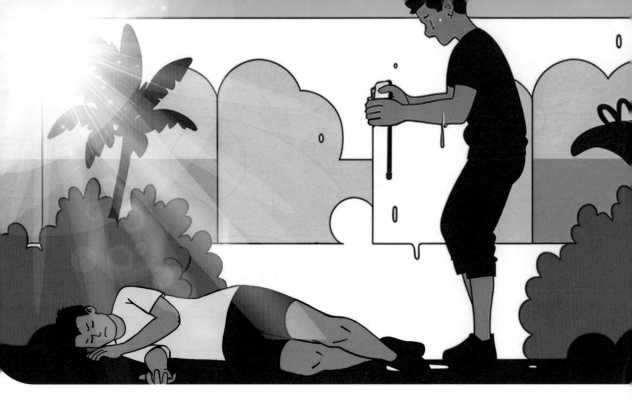

中暑症状二

口渴、心悸，
心跳明显加快，严重者血压下降或者晕厥。

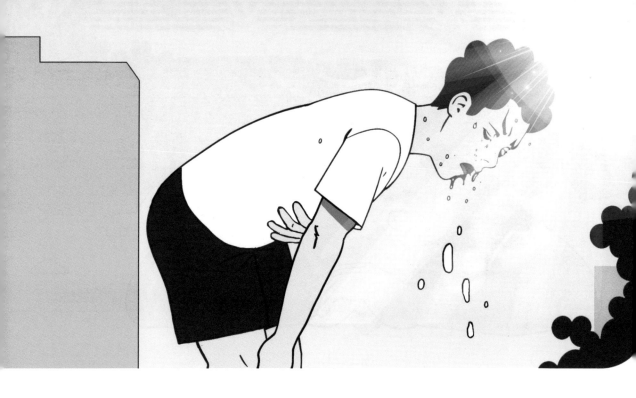

中暑症状三

恶心、呕吐，
严重者发生腹泻，少尿或无尿。

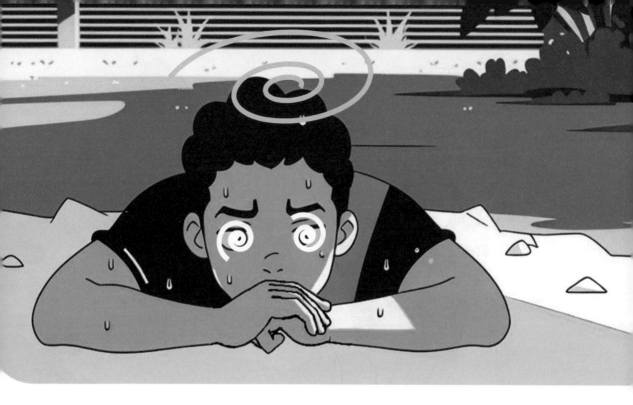

中暑症状四

大汗或无汗、面色潮红或苍白，
可出现眩晕、肌肉疼痛、抽搐，皮肤灼热，休克时皮肤湿冷。

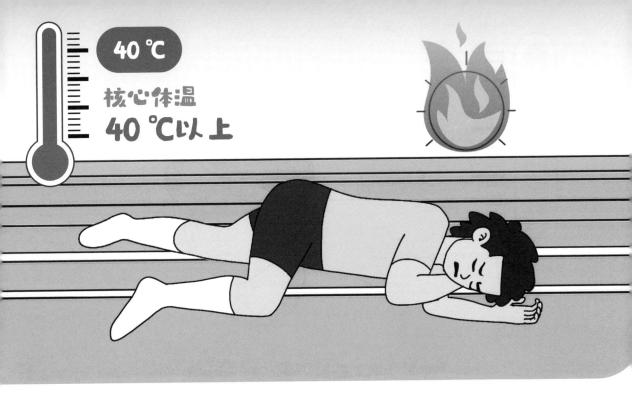

40 ℃

核心体温
40 ℃以上

中暑症状五

发热，有休克表现时有可能出现外周温度（腋温或额温）不高，但核心温度（直肠温度）明显升高。最严重的情况是发生昏迷。

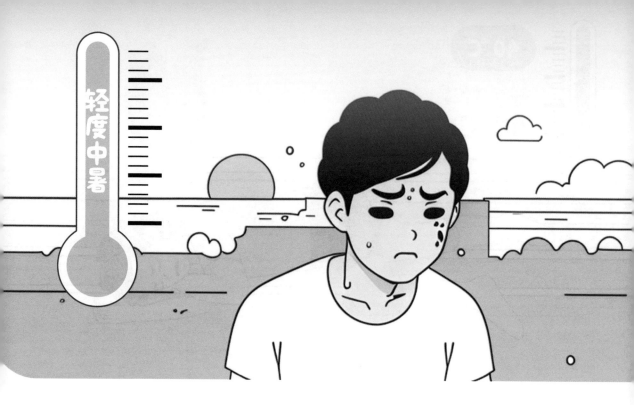

轻度中暑

有中暑症状，核心温度正常或轻微升高（< 38 ℃），无意识障碍和器官损伤，包括热痉挛。

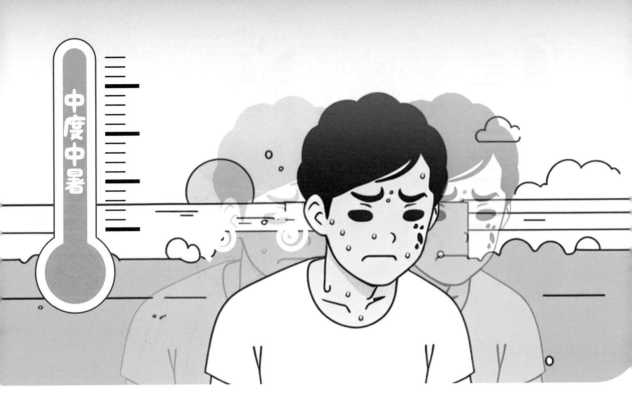

中度中暑

中度中暑即热衰竭，38 ℃≤核心温度 < 40 ℃，无神经系统损伤，主要为低血容量表现，如皮肤湿冷、面色苍白、心率增加、血压下降、少尿等，可有晕厥，但数分钟内可自行恢复，需要就医治疗。

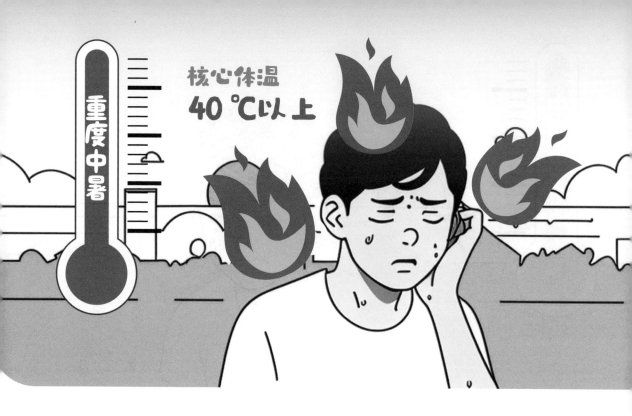

重度中暑

核心体温
40 ℃以上

重度中暑

即热射病，核心温度 ≥ 40 ℃，中枢神经系统损害表现，典型表现是昏迷，并出现多器官功能障碍、弥散性血管内凝血（DIC）等。病情危重，有生命危险。

热射病分为劳力型（运动员、户外工作人员）和经典型（老人、儿童、孕产妇）。

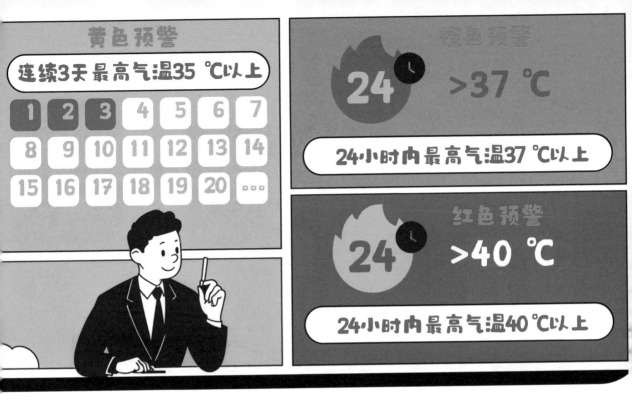

黄色预警

连续3天最高气温35 ℃以上

1	2	3	4	5	6	7
8	9	10	11	12	13	14
15	16	17	18	19	20	...

橙色预警

24 >37 ℃

24小时内最高气温37 ℃以上

红色预警

24 >40 ℃

24小时内最高气温40 ℃以上

中暑—热射病的危险因素

环境因素——日平均气温>30 ℃或相对湿度>70%，两个因素同时存在时，中暑的发生率增加，最高气温≥37 ℃时中暑人数急剧增加。高温分级预警包括黄色预警、橙色预警、红色预警，随着预警级别升高，中暑的发生风险增加。

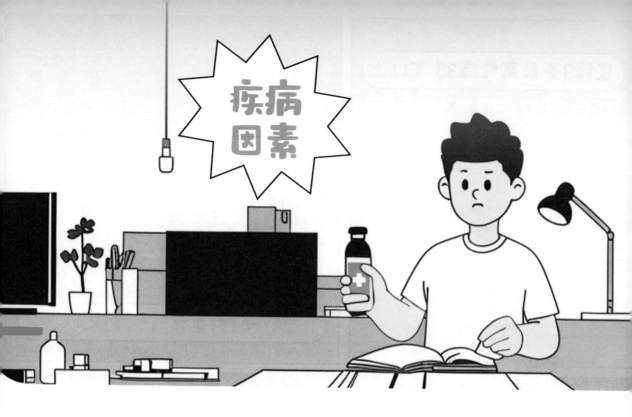

中暑—热射病的危险因素

个人因素 1

——耐热能力降低，存在生理状态不佳和疾病因素。

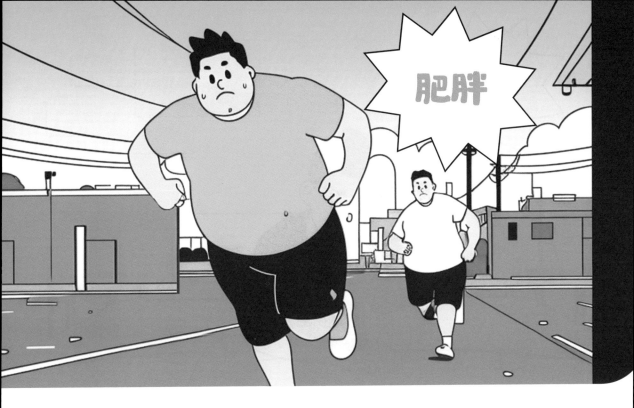

中暑－热射病的危险因素

个人因素 2

——肥胖，体质差，容易中暑。

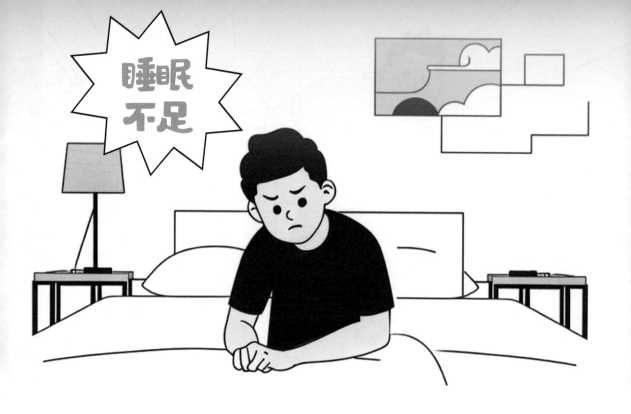

中暑-热射病的危险因素

个人因素 3

——睡眠不足，精神紧张，焦虑。

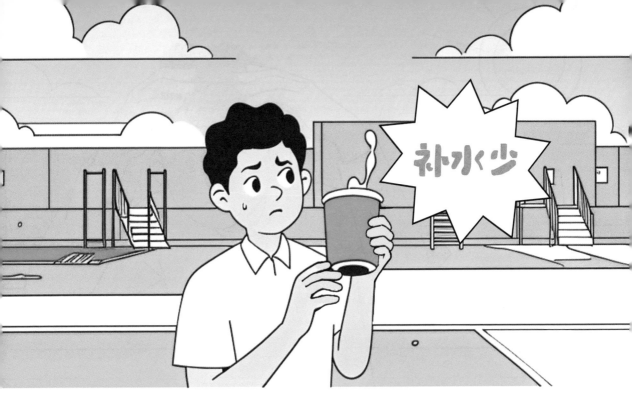

中暑-热射病的危险因素

个人因素 4

——补水不足，发生脱水，影响散热。脱水超过体重的 1% 时容易中暑，脱水超过体重的 2% 时容易发生热射病。

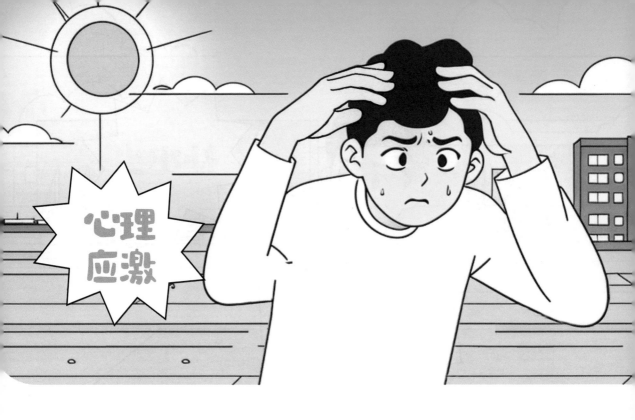

中暑-热射病的危险因素

个人因素 5

——严重的心理应激导致神经调节紊乱。

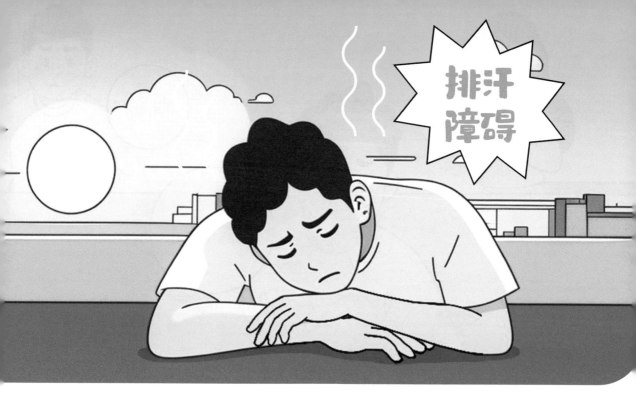

中暑-热射病的危险因素

个人因素 6

——各种原因导致的排汗障碍，包括严重晒伤、严重皮肤疾病。

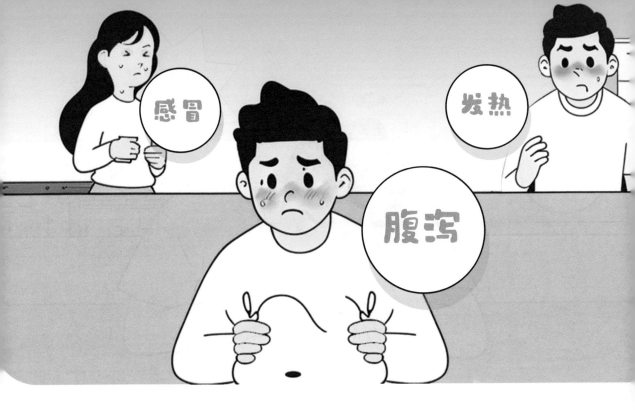

中暑－热射病的危险因素

个人因素7

——存在感冒、发热、腹泻等疾病。

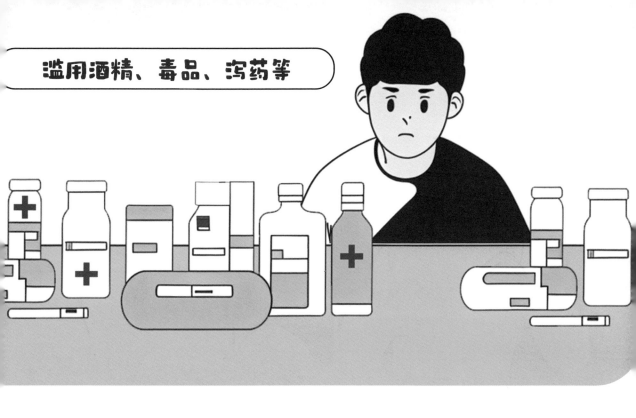

滥用酒精、毒品、泻药等

中暑－热射病的危险因素

个人因素 8

——滥用酒精、毒品、精神类药物、泻药等。

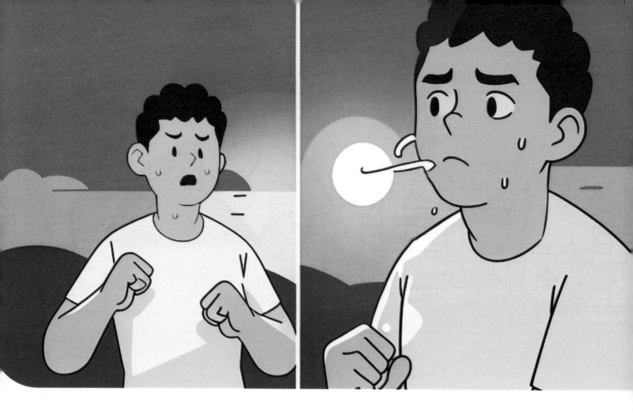

中暑-热射病的危险因素

团体因素 1

——作息时间安排不合理，如大强度的训练前睡眠不足，体能考核时间安排不当。

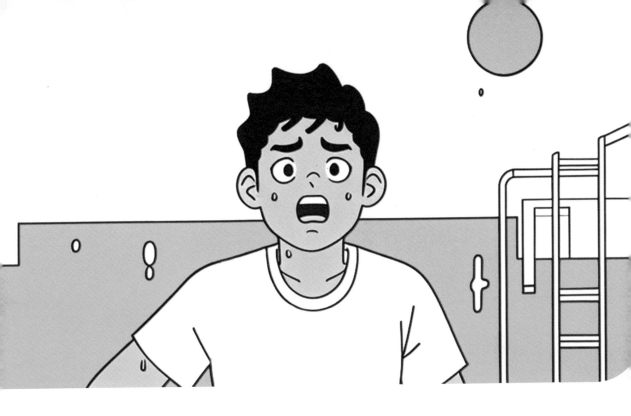

中暑一热射病的危险因素

团体因素 2

——体能训练科目安排不科学，如力量训练和有氧运动训练搭配不合理。

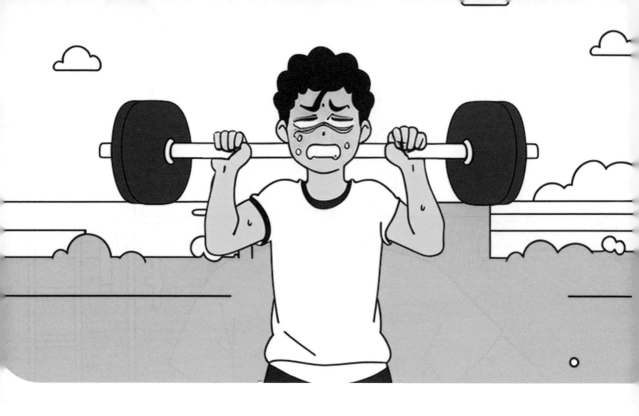

中暑-热射病的危险因素

团体因素 3

——夏季训练强度过大，运动强度与体能不匹配，如以往不参加体育锻炼人员及新兵入伍初次训练。

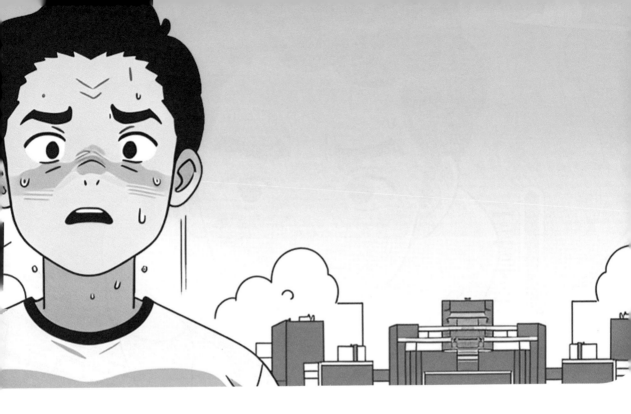

中暑-热射病预防相关概念

热指数——高温时，相对湿度增加后人体真正感受到的温度会超过实际温度，称为体感温度，为量化体感温度，将相对湿度与温度结合换算为体感温度，即热指数。

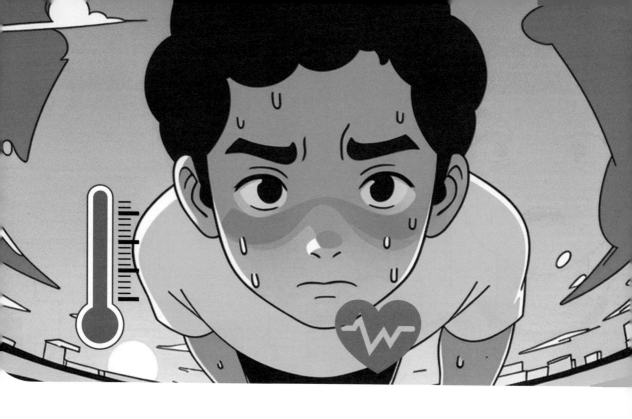

中暑-热射病预防相关概念

热应激——暴露于热环境下引起热应变导致的生理反应，表现为心率增快、体温升高。

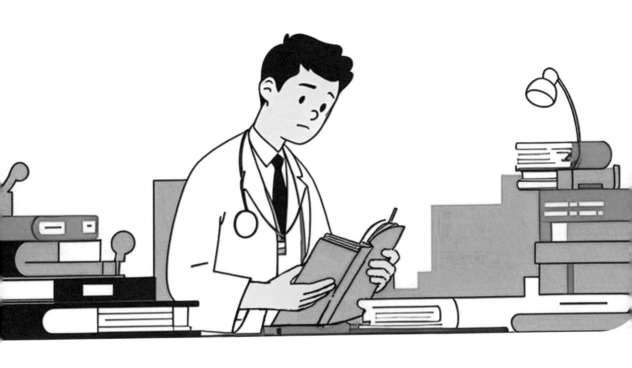

中暑－热射病预防相关概念

热适应——长期在热环境中生活的人群的热耐受能力比短期进入热环境人员明显增强的生物学现象。

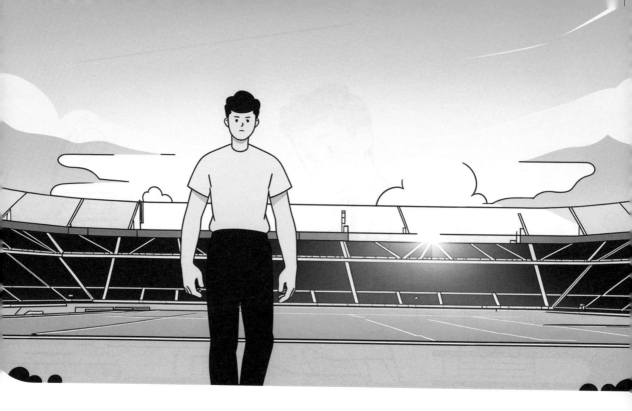

中暑-热射病预防相关概念

热习服——人体主动在热环境中逐渐适应后产生的保护性生理反应。在热环境中运动可加速获得热习服，并可提升热习服水平。

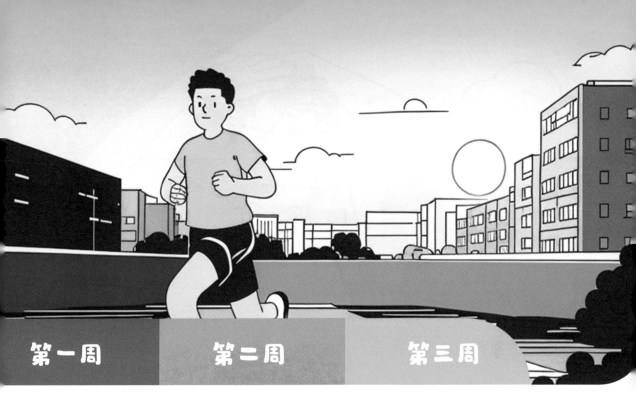

第一周　　　第二周　　　第三周

中暑-热射病预防相关概念

脱习服——一旦热刺激作用停止，热耐受能力会逐渐减弱，3 周后恢复到习服前水平。

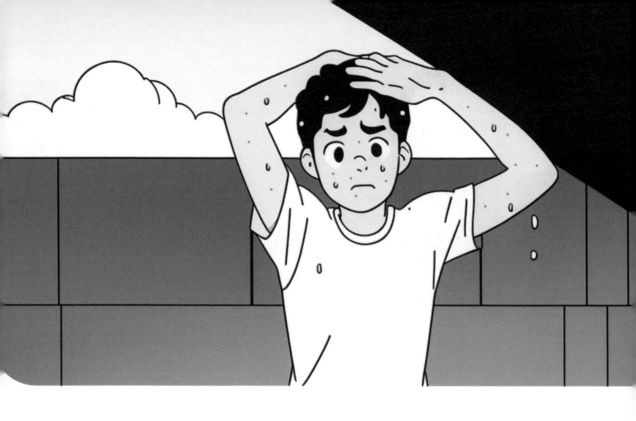

中暑－热射病预防 1

关注排汗障碍，如少汗症、大面积日光性皮炎、严重皮肤红斑，有此类疾病的人员应减少运动量。

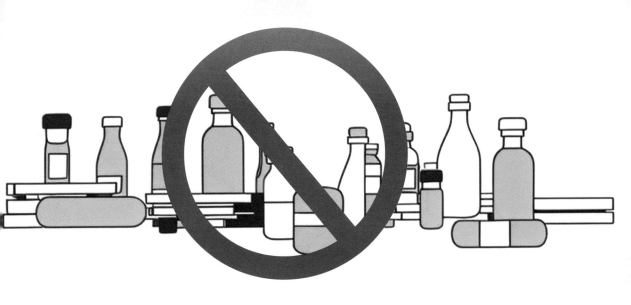

中暑-热射病预防 2

避免药物作用，如酒精、毒品、抗胆碱类药物、抗组胺类药物等可通过产热增加或者影响体温调节而容易诱发热射病。

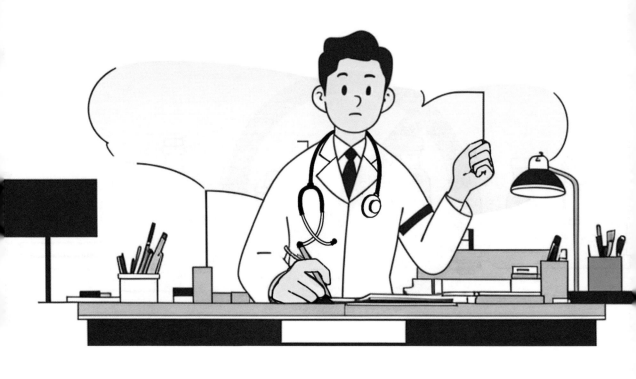

中暑-热射病预防 3

季节由冷转暖时人员普遍热耐受性差，热耐受性差时热应激反应大，表现为进入热环境时心率增快、食欲下降、睡眠质量差、运动时面色苍白、核心温度明显升高。天气转热时应对热耐受性差的人员进行筛查，并安排热习服训练。

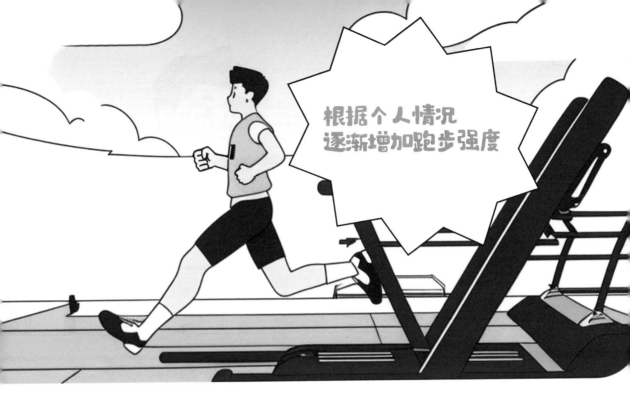

中暑—热射病预防 4

提高热耐受性的热习服训练是一项有效的防暑措施，是提高热耐受性最好的方法，这个过程需要 10 ~ 14 天。运动员、消防员、士兵等需要在夏季炎热环境中运动的人员，应进行热习服训练。根据个人情况，逐渐增加跑步强度，出现不适时停止跑步；也可每日 40 ℃水泡澡 30 分钟或桑拿浴 15 分钟。

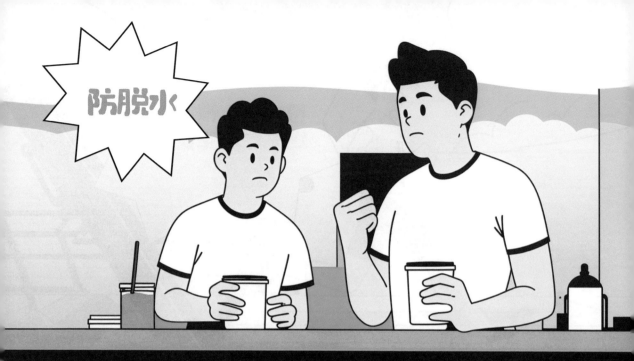

防脱水

中暑－热射病预防 5

关注补水。训练中出现口渴感觉时体内缺水量可达体重的 2%，缺水超过体重的 2% 时极易发生热射病。出汗多时要及时补水，避免脱水超过体重的 2%。每次补水量超过 1 L 时应补充氯化钠含量为 40 mmol/L 左右的淡盐水，预防低钠血症及热痉挛。

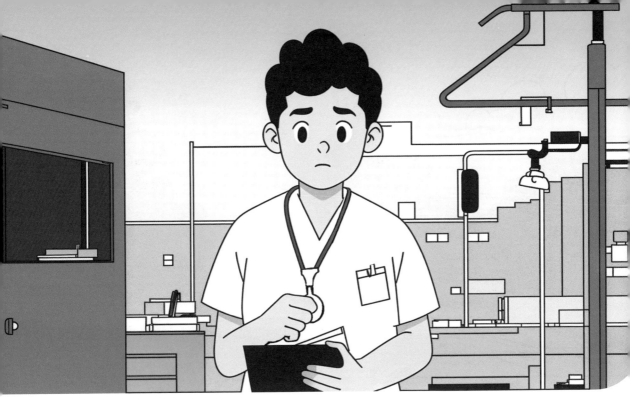

中暑-热射病预防 6

评估身体状况，对发生感冒、高热、腹痛及腹泻者应暂停高强度训练，热耐力差及夜间睡眠过少的人员应列为重点排查对象，避免参加高强度运动。

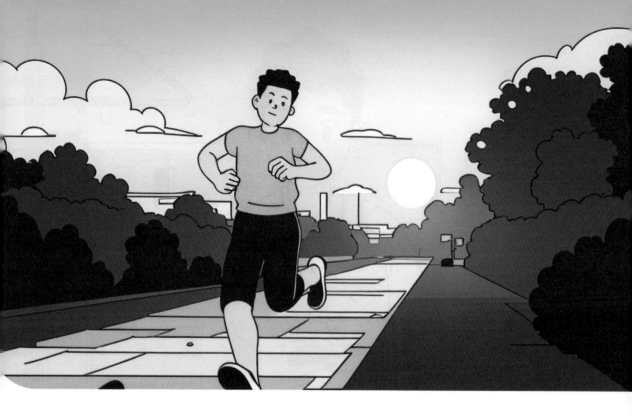

中暑-热射病预防 7

确定是否处于脱习服状态，即脱离热环境训练 2 周以上，如果存在脱习服现象，
在参加高强度比赛前应该重新安排热习服训练。

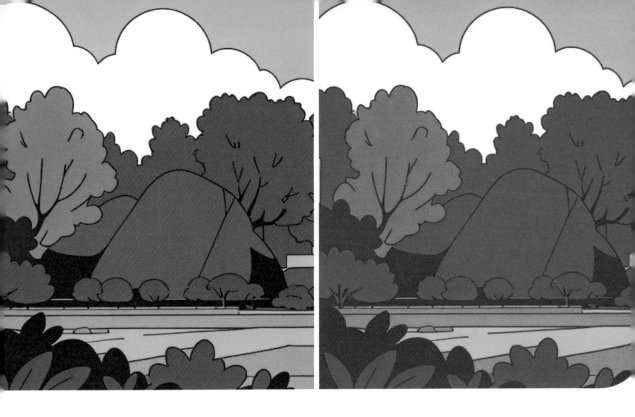

中暑-热射病预防 8

关注季节交替。冷热季节交替，天气变化复杂，在气温升高前 2 周开始安排热习服训练，避免在气温陡升 5 ℃以上时安排高强度训练，结合天气情况制订训练计划。

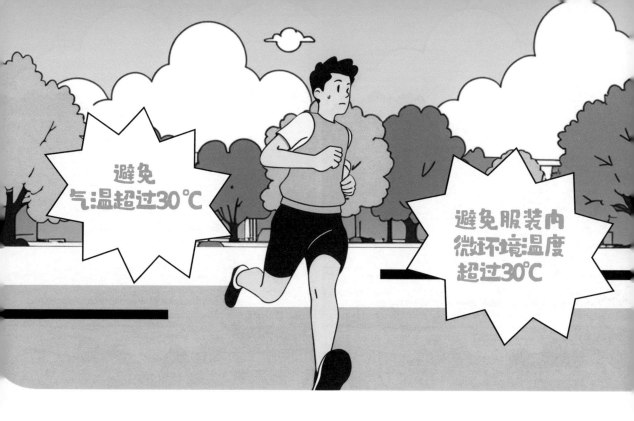

中暑－热射病预防 9

关注气温。夏季避免在气温超过 30 ℃时做强度训练。气温未超过 30 ℃，但因为着装导致服装内微环境温度超过 30 ℃时，此时有可能发生中暑，要做好中暑预防工作。老年人、孕产妇应将室内温度控制在 27 ℃以下，并监测体温，发热时及时降温。

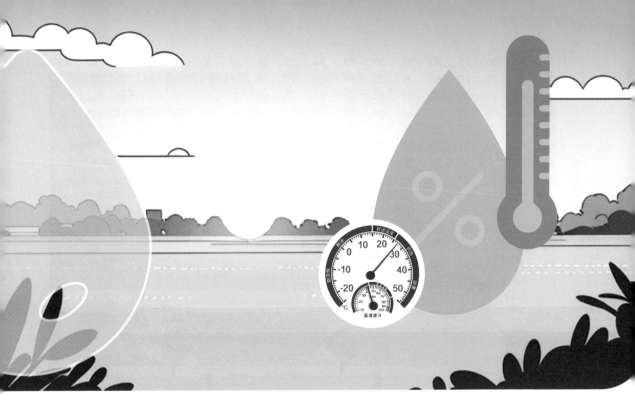

中暑－热射病预防 10

关注湿度。高湿环境导致汗液蒸发障碍，当相对湿度超过60%时汗液蒸发障碍，极易发生中暑。

温度 (℃)

相对湿度(%)	27	28	29	30	31	32	33	34	35	36	37	38	39	40	41	42	43
40	27	28	29	30	31	32	34	35	37	39	41	43	46	48	51	54	57
45	27	28	29	30	32	33	35	37	39	41	43	46	49	51	54	57	
50	27	28	30	31	33	34	36	38	41	43	46	49	52	55	58		
55	28	28	30	32	34	36	38	40	43	46	48	52	55	59			
60	28	29	31	33	35	37	40	42	45	48	51	55	59				
65	28	30	32	34	36	39	41	44	48	51	55	59					
70	29	31	33	35	38	40	43	47	50	54	58						
75	29	31	34	36	39	42	46	49	53	58							
80	30	32	35	38	41	44	48	52	57								
85	30	33	36	39	43	47	51	55									
90	31	34	37	41	45	49	54										
95	31	35	38	42	47	51	57										
100	32	36	40	44	49	54											

警告 ☐　严重警告 ☐　危险 ☐　极度危险 ☐

中暑－热射病预防 11

热指数指导训练。热指数可以预测中暑发生的危险程度，热指数大于 40 时训练，中暑发生率明显升高；热指数大于 55 时训练，极易发生中暑。

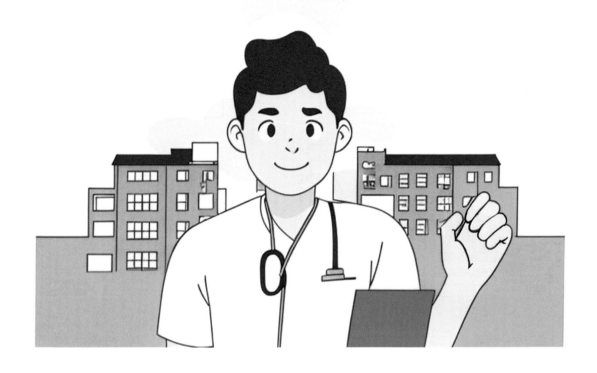

中暑—热射病预防 12

制订训练计划的人员应掌握中暑相关知识，暑期高强度训练前需要分别组织医务人员、参训官兵、组训人员参加中暑预防知识培训。

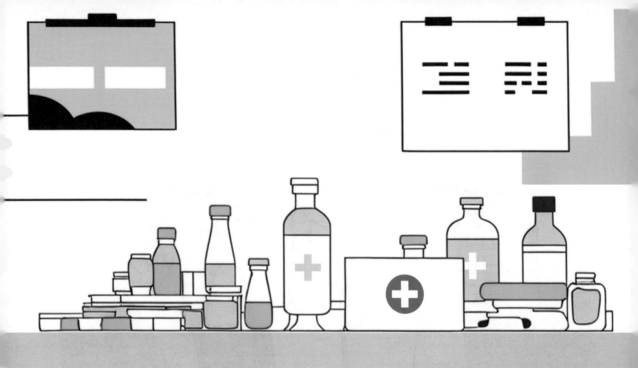

中暑-热射病预防 13

做好后勤保障准备。根据个人身体状况制订个性化训练计划，卫生人员应加强医学监督。

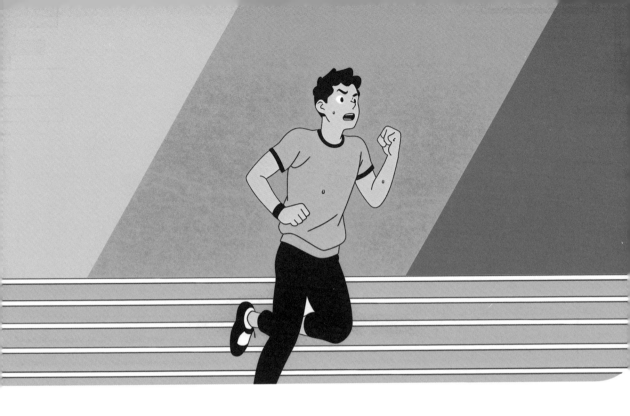

中暑－热射病预防 14

科学训练。气候变暖前，人的热耐受性变差，要有计划地做好热习服，以及热耐受性评估，同时根据热指数调整训练强度，还要考虑训练密度安排是否合理，关注休息训练比例关系并考虑负重因素和着装因素。

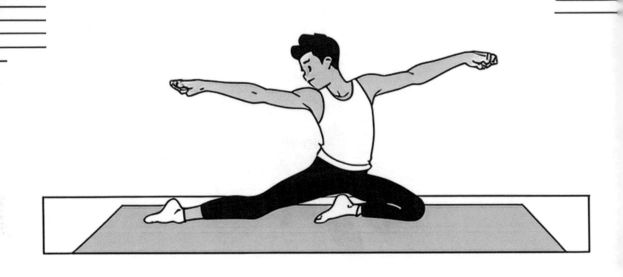

中暑-热射病预防 15

重视监测。核心体温升高是热相关疾病发病的原因，医务人员跟训中要对重点人员及表现异常人员进行核心体温抽查。

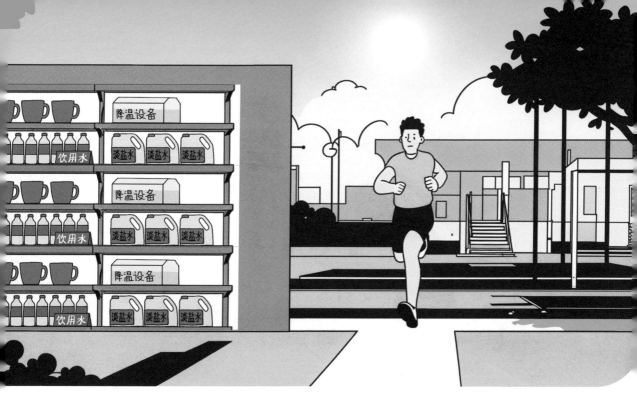

中暑-热射病预防 16

运动会、体育比赛要求设立保障点。设立补水、辅助降温站点，站点储备饮用水、淡盐水，以及配备喷洒降温及水浴降温设备。

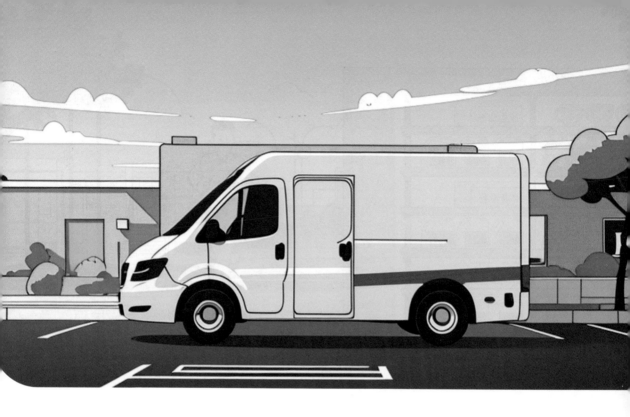

中暑-热射病预防 17

保障准备，包括急救车、快速降温浴池等，运动会及马拉松比赛要有针对热射病的紧急处理预案，做好快速转运准备。

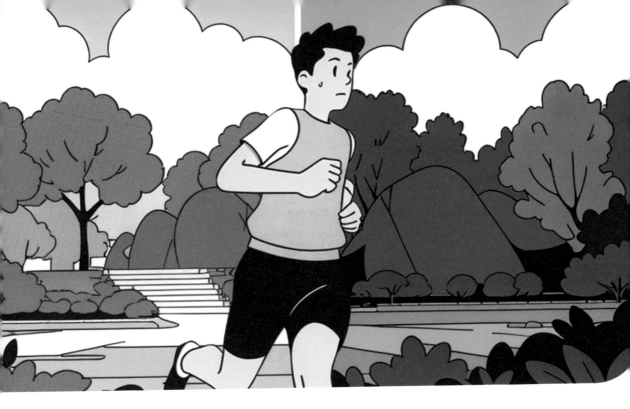

做好热习服

热习服对象——夏季之前或当地气温突然升高时，进入高温高湿地区的运动员；北方人到南方参加比赛的运动员；低气温区进入高气温区训练的运动员；高温比赛人员，马拉松运动员，足球、橄榄球运动员。

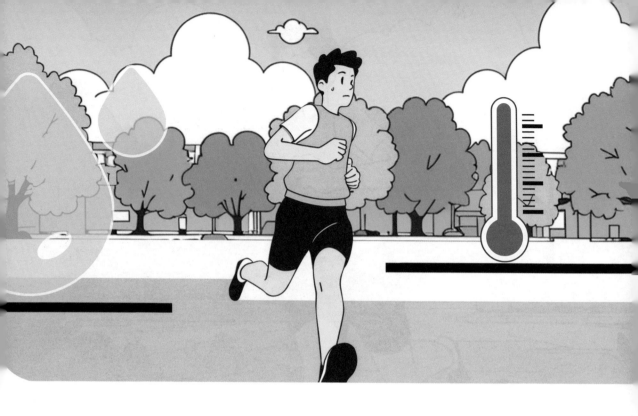

做好热习服

热习服与体能训练的关系——热习服是在体能训练基础上完成的适应高温高湿环境的特殊训练，体能训练不能替代热习服训练，但在组织训练时可以统筹兼顾。

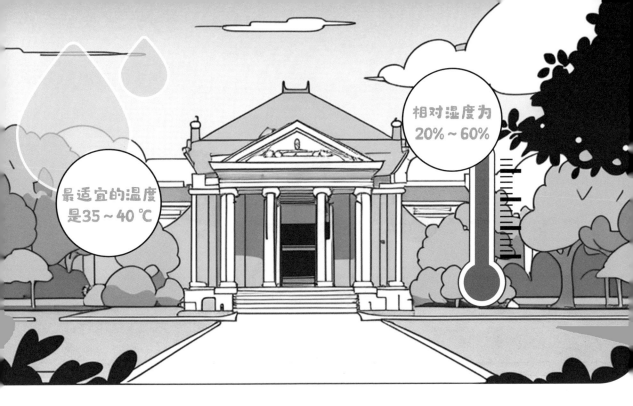

做好热习服

对环境的要求——环境温度应高于 30 ℃，如果温度达不到，可以通过添加衣物实现，热习服最适宜的温度是 35 ~ 40 ℃，相对湿度为 20% ~ 60%。

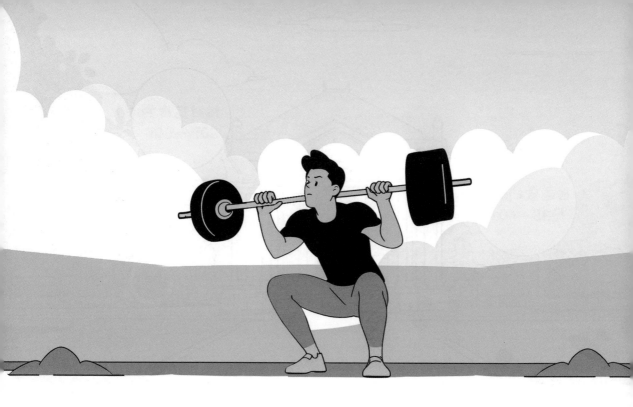

做好热习服

实施方法——包括训练周期、训练时长、训练项目、训练强度、训练强度评判等；训练要科学，强度要够，但不能蛮干，强调循序渐进，身体出现不适时要及时终止，休息恢复后继续训练。

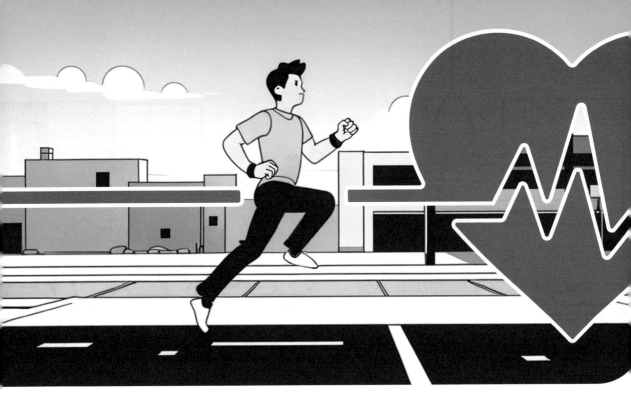

做好热习服

达标标准——在湿热环境中训练后无不适症状；心率在训练后 10 ~ 15 分钟
接近训练前水平；体温升高幅度下降；出汗量增加。

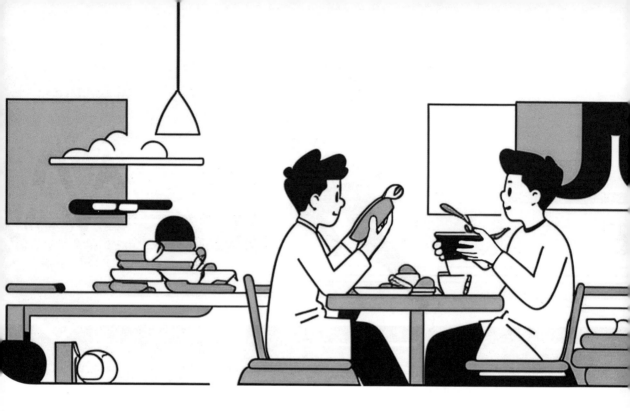

做好热习服

期间的饮水和膳食

饮水：淡盐水 + 矿泉水；膳食：增加饮食的含脂量有助于热习服训练，在此期间确保三餐正常进食，错过正常进餐时间应及时补充食物。

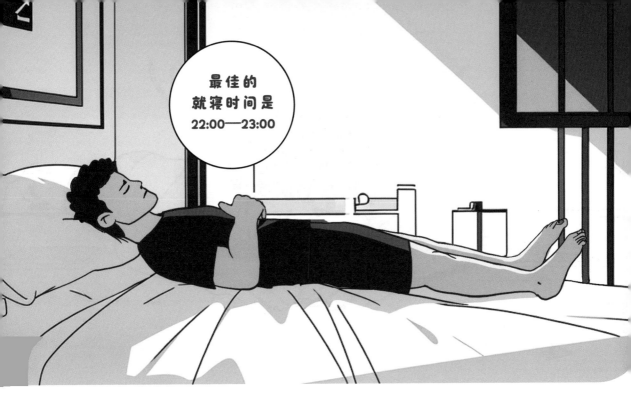

做好热习服

期间的休息睡眠

睡眠是体力恢复的最佳方法，最佳的就寝时间是 22:00—23:00，最佳的起床时间是 5:30—6:30。

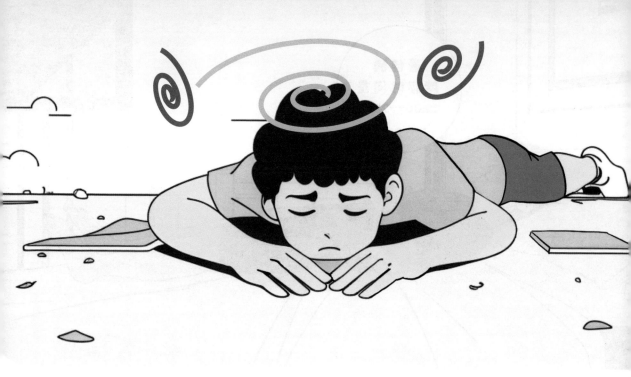

热射病预警：中枢神经系统

训练中出现步态不稳；训练后出现神志模糊、胡言乱语、两眼发直、性格改变等；训练中和训练后晕厥。

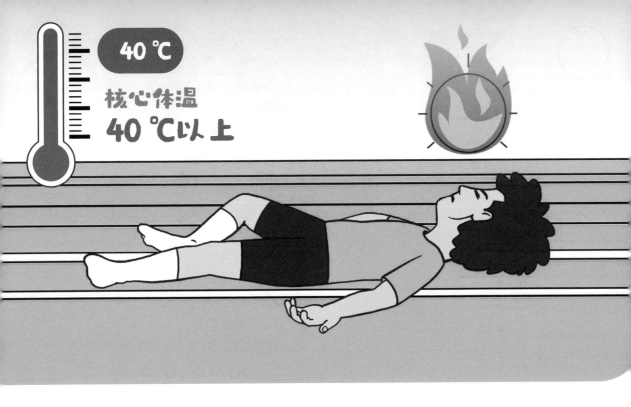

40 ℃

核心体温
40 ℃以上

热射病预警：体温升高

运动中体温逐渐升高（≥ 37 ℃）；体温急剧增高会加重中枢神经系统损害；
体温迅速升高（≥ 40 ℃）。均需要快速降温。

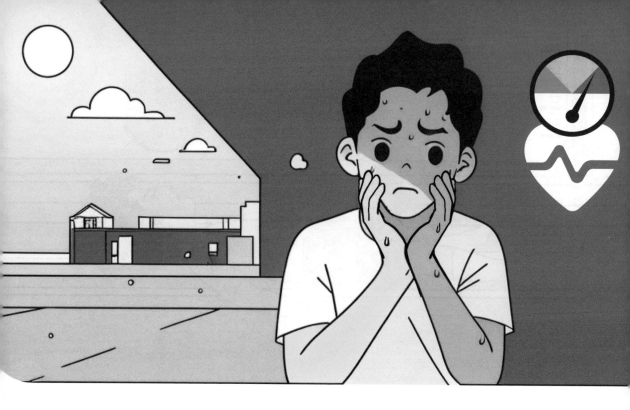

热射病预警：循环系统

大汗、面色苍白；心动过速，心率 >150 次 / 分，休息后仍不恢复；
血压 <90/50 mmHg；少尿，茶色尿。

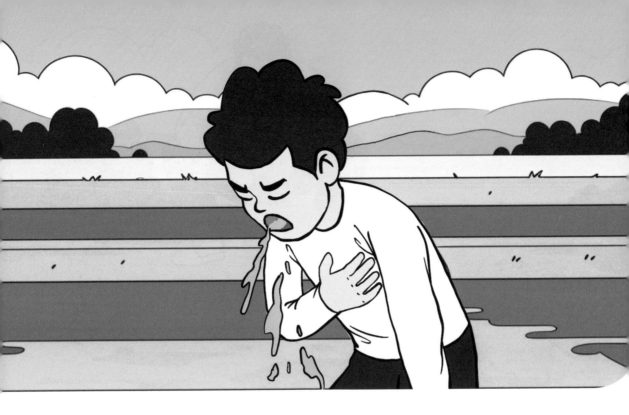

热射病预警：消化道系统

训练前腹泻，训练后加重；训练后反复腹泻或水样便；训练后恶心、呕吐。
发生以上情况应及时就医，以防贻误最佳救治时机。

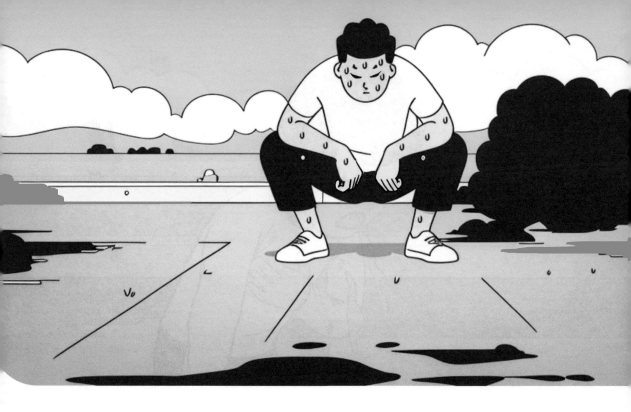

热射病预警

长时间离队，返回后立即参加大强度训练；平时体健，此次训练突感不适，无法坚持训练；训练后双下肢肿胀。

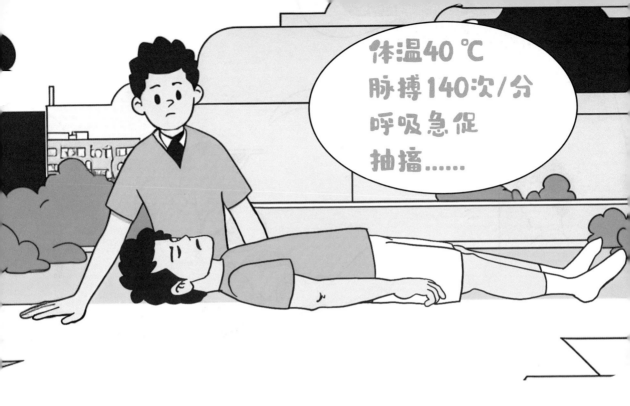

中暑-热射病自救互救：观察生命指征

学会观察意识、体温、脉搏、血压、呼吸是否正常。

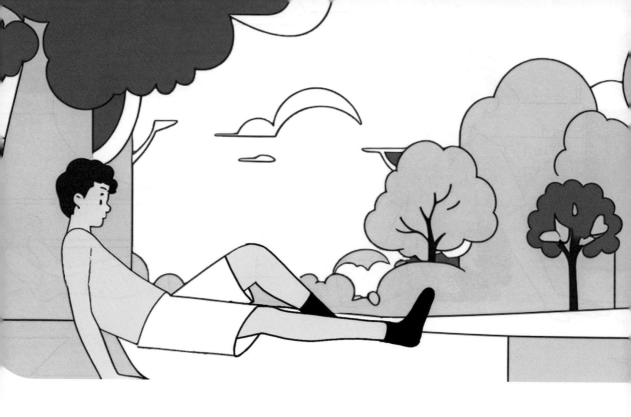

中暑-热射病自救互救：自救技术

自我评估——若考虑为热射病，立即停止训练，转移到通风良好的低温环境，脱去上衣，扇风散热，有条件的可以进入有空调的房间。

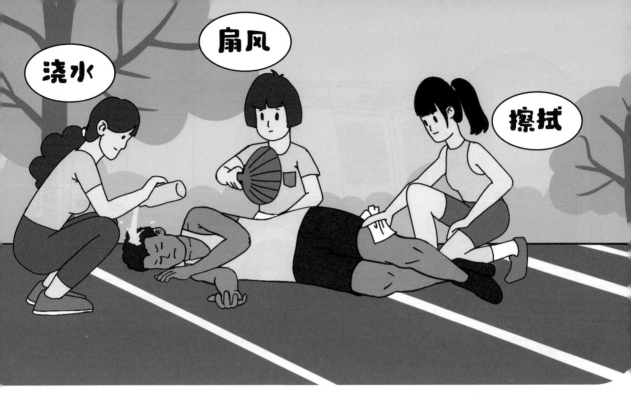

中暑－热射病自救互救：互救技术

识别中暑－热射病，停止训练，转移至阴凉处，利用所有手段快速降温。对意识不清、昏迷者应保持其呼吸道通畅，防止误吸，现场降温，有条件时可以水浴降温。

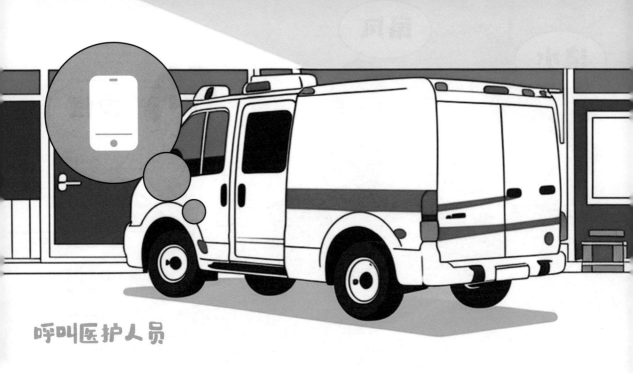

呼叫医护人员

中暑－热射病自救互救：呼救

呼叫医护人员，准备好后送医院，指导救治；呼叫有经验的专家进行支援。
自救互救的核心是尽快明确是否中暑，尽快实施降温等早期治疗措施。

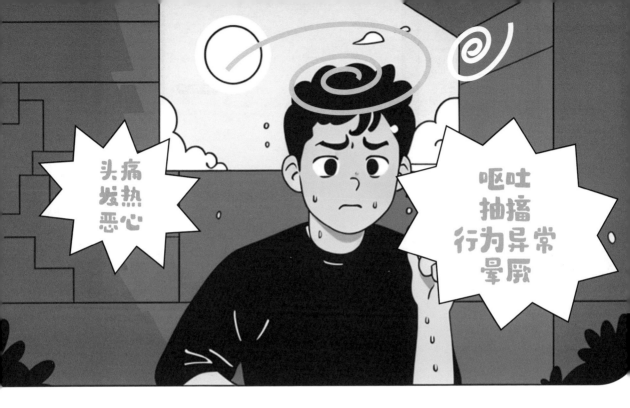

中暑-热射病处置：快速识别

炎热季节体育训练中一旦出现发热、头痛、恶心、呕吐、抽搐、行为异常、晕厥等症状，要判断是否为中暑，并立即脱离高温环境降温散热。

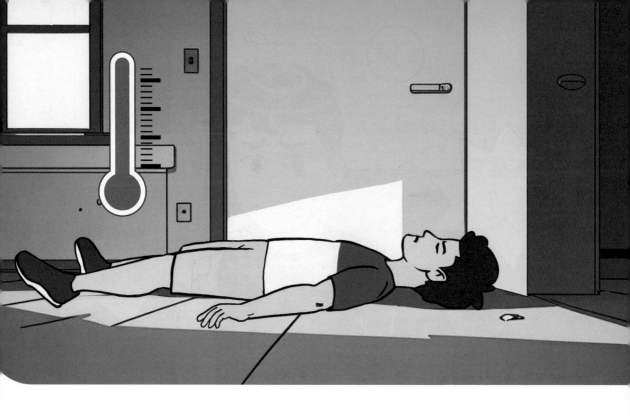

中暑-热射病处置：快速评估

体温评估——快速评估患者的核心温度，温度越高，损伤越大，病情越重。

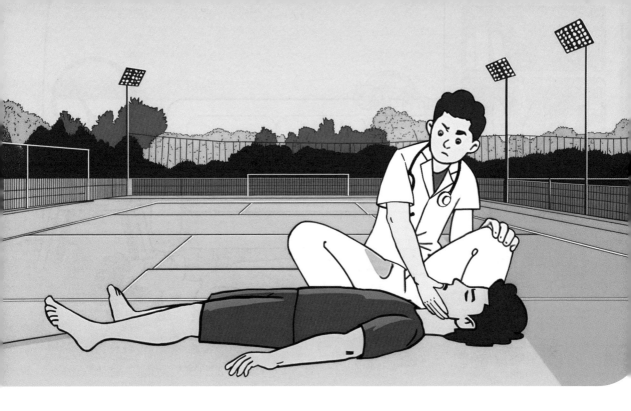

中暑-热射病处置：快速评估

意识评估——热损伤会使人出现神经系统损害症状，意识障碍越重严重程度级别越高。热射病危重时，除高热昏迷外，还伴有抽搐及腹泻。

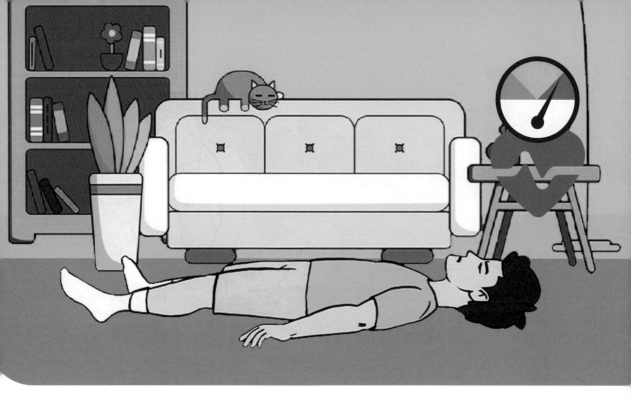

中暑－热射病处置：快速评估

心率评估——一般情况下，心率在休息后 5 ~ 10 分钟可恢复至 100 次 / 分以下，重度中暑者休息后心率仍很快，心率越快病情越重。

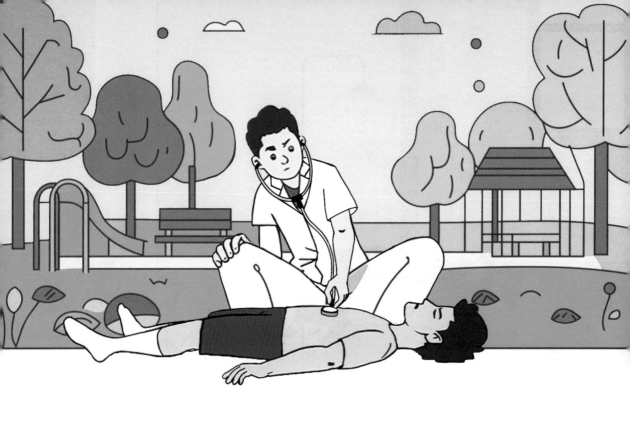

中暑-热射病处置：快速评估

呼吸评估——病情严重者伴有呼吸困难，呼吸频率明显加快，危重者伴经皮动脉血氧饱和度下降。

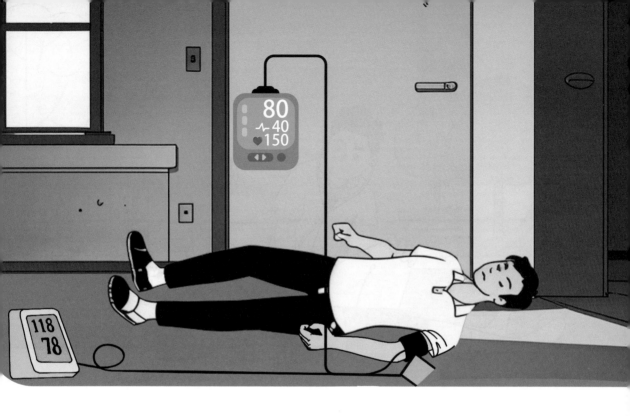

中暑-热射病处置：快速评估

循环评估——测量血压，评估有无休克，核心温度升高、四肢冰凉者提示循环功能差，可能存在心力衰竭。

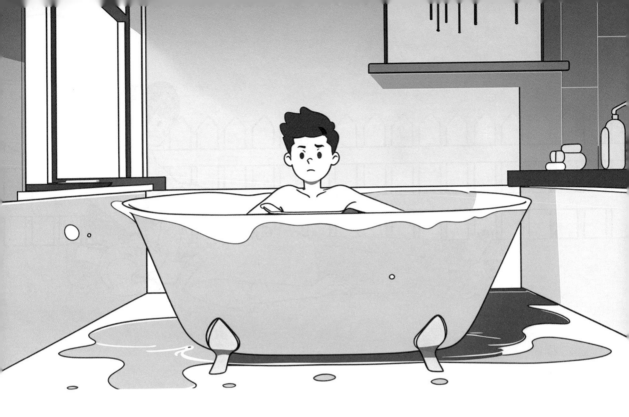

中暑－热射病处置：快速降温

冷水浸泡——最佳方案是脱去衣物，快速将颈部以下身体浸泡到冷水或常温水中，浸泡时必须有人看护，或使用冰水浴巾包裹身体快速降温。

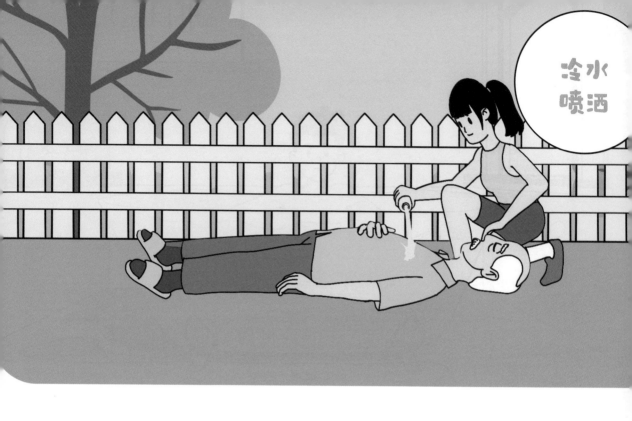

中暑-热射病处置：快速降温

冷水喷洒——适用于年龄较大的发热者，可使用冷水直接喷洒至躯干，达到快速降温目的。

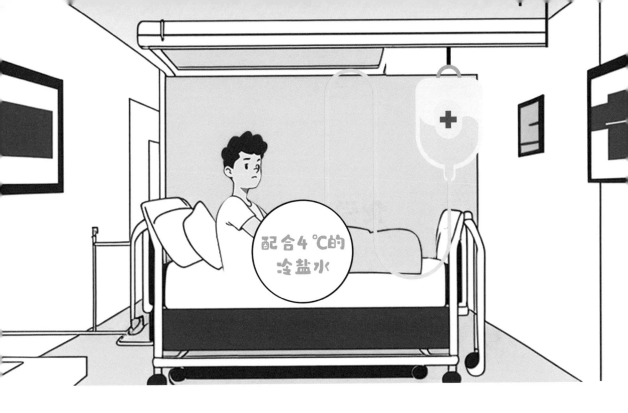

中暑-热射病处置：快速降温

静脉输注冷盐水——在物理降温的基础上配合 4 ℃的冷盐水输注也可收到很好的降温效果。

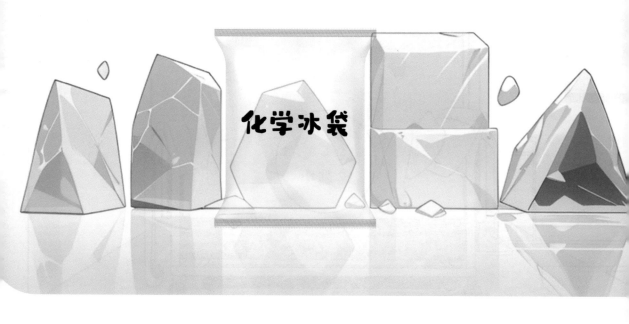

化学冰袋

中暑—热射病处置：快速降温

化学冰袋——将传统的化学冰袋放置于大动脉处，也可起到一定的降温作用。
但较水浴降温效果差很多。

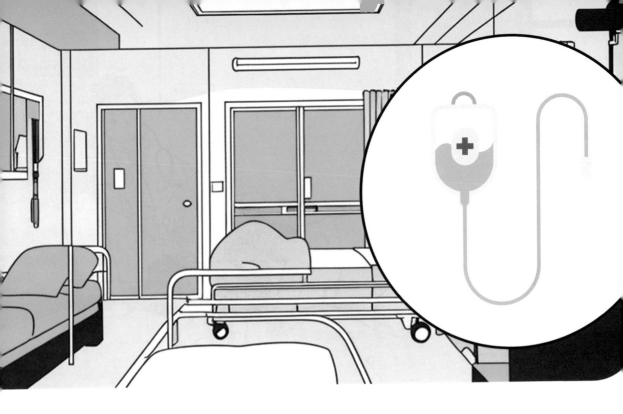

中暑—热射病处置：快速补液

中度以上中暑需补液治疗。意识清楚时可口服补液盐和输液，两者效果相当；重度中暑常合并低钠血症，可给予输注 3% 氯化钠注射液，疑诊热射病可给予输注 0.9% 氯化钠注射液 1000 ~ 2000 mL。

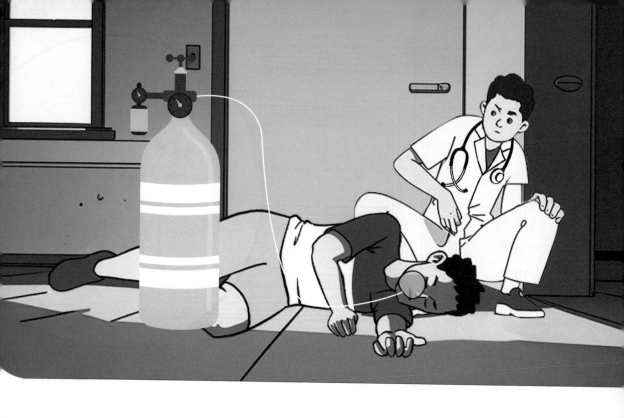

中暑-热射病处置：气道保护与氧疗

头偏向一侧，保持呼吸道通畅，防止误吸，禁止喂水，加强气道保护。

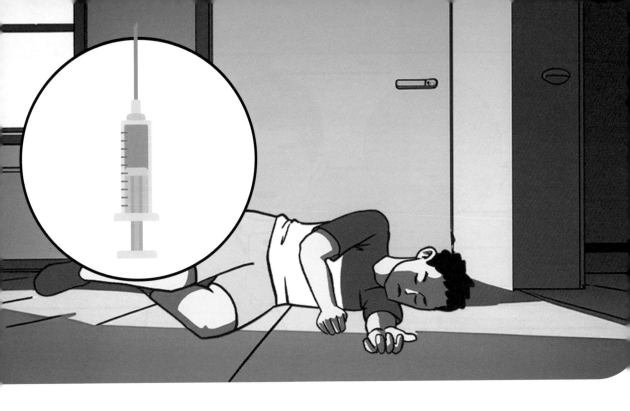

中暑—热射病处置：控制抽搐

抽搐、躁动干扰降温治疗，加剧神经系统损伤，可给予镇静药物治疗躁动及抽搐，防止舌咬伤等意外发生。

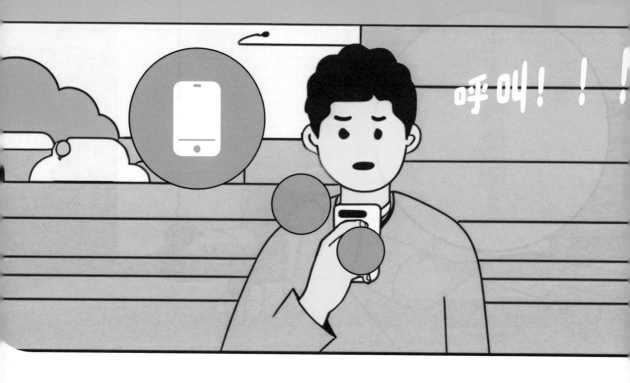

中暑－热射病处置：快速呼叫

热射病发生时，应通过现代化的通信工具快速呼叫有救治经验的热射病专家，请其远程指导。

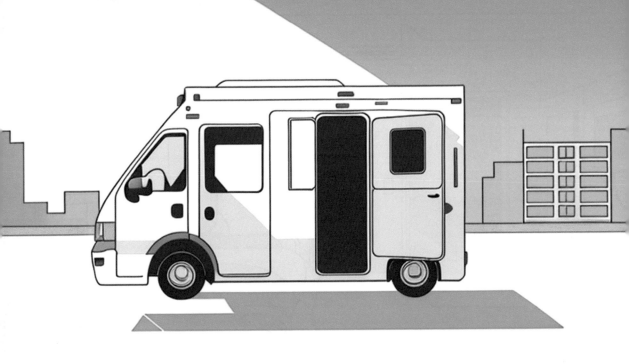

中暑-热射病处置：快速转运

按照先降温后转运的原则，现场处置完成后，需要快速转运到医院治疗，救护车应配备降温设备、急救设备、基础支持设备等，做到边转运、边降温。

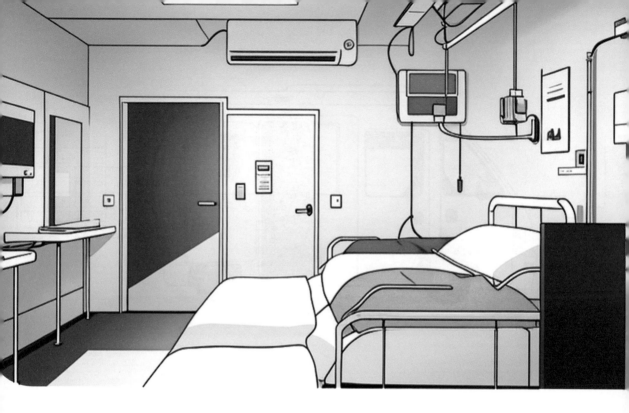

中暑－热射病处置：转运前处理

持续降温并监测体温；开放安全可靠静脉通路；血压不稳定者可使用血管活性
药物维持血压；呼吸不稳定者可建立人工气道；呼吸机准备；留置尿管和胃管；
躁动、不配合者给予镇静药物。

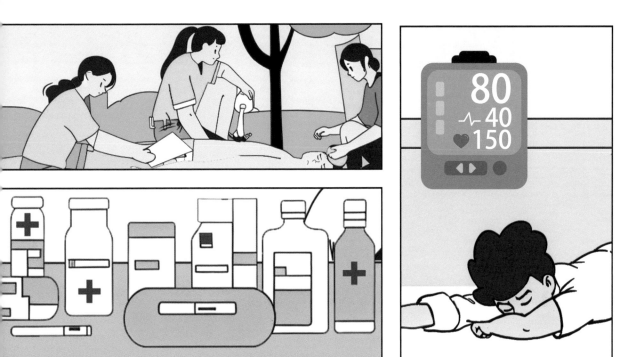

救治三个关键点

高热患者迅速降低核心温度，早期使用血液净化技术，防止 DIC 的发生。